ÉTUDES COMPLÉMENTAIRES

SUR

LA LOI DU TRAVAIL

APPLIQUÉE AU TRAITEMENT

DE L'ALIÉNATION MENTALE

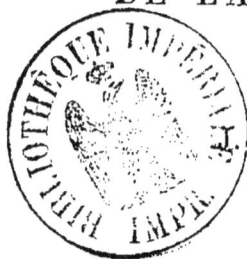

PAR

J.-B.-P. BRUN-SÉCHAUD

DOCTEUR—MÉDECIN

TROISIÈME MÉMOIRE

LIMOGES

IMPRIMERIE DE CHAPOULAUD FRÈRES

Rue Montant-Manigne, 7

—

1863

Te 65
65

A

MON ILLUSTRE MAITRE ET AMI

MONSIEUR LE Dᴿ CRUVEILHIER

Ancien Président de l'Académie impériale de Médecine, Professeur à la
Faculté de Médecine de Paris

FONDATEUR ET VICE-PRÉSIDENT

DE L'ASSOCIATION GÉNÉRALE DES MÉDECINS DE FRANCE

Dʳ B.=Séchaud.

A

MON SAVANT AMI ET ANCIEN CONDISCIPLE

MONSIEUR LE BARON LARREY

PRÉSIDENT DE L'ACADÉMIE IMPÉRIALE DE MÉDECINE

MÉDECIN DE L'EMPEREUR

**Professeur au Val-de-Grâce , Membre de la Société de Chirurgie
Chirurgien en chef de l'armée d'Italie
Membre du Conseil de Santé des armées**

ET

FONDATEUR DE L'ASSOCIATION GÉNÉRALE DES MÉDECINS DE FRANCE

Dr B.-Séchaud.

ÉTUDES COMPLÉMENTAIRES

SUR

LA LOI DU TRAVAIL

APPLIQUÉE AU TRAITEMENT

DE L'ALIÉNATION MENTALE

PROPOSITION I.

Un travail réglé et varié à l'air libre, au milieu des champs, peut-il offrir des conditions favorables au traitement de l'aliénation mentale ?

En France, nous devons le déclarer en commençant, les réformes faites en vue de porter un adoucissement à la position des infortunés, riches ou pauvres, qui peuplent les asiles d'aliénés, marchent avec une lenteur désespérante. Heureusement pour ceux qui veulent bien s'occuper de ces réformes, les aliénistes étrangers mettent judicieusement en pratique chez eux les principes posés par notre illustre Pinel, et stimulent par cela même le dévoûment en faveur d'une classe déshéritée de la vie commune.

Les aliénés sont en général des êtres faibles d'intelligence, impuissants à pouvoir diriger convenablement les actes de la vie sociale, incapables de calculer ce qui intéresse la raison, de songer aux intérêts de famille, aux intérêts matériels et moraux, de ménager avec discernement l'emploi de leur temps. Eu égard à cet état de faiblesse et d'impuissance, ils ont besoin d'être protégés, dirigés plus particulièrement que les autres membres de la société tombés dans le malheur. Cette nouvelle tâche incombe donc aux hommes qui, par leur valeur reconnue en médecine mentale, ne se piquent de rien tant que de *vouloir faire le bien*, mais qui le dédaignent fatalement dès l'instant qu'un désir individuel se trouve satisfait. C'est une faiblesse humaine que nous signalons en passant, parce qu'elle nous paraît vraie ou du moins vraisemblable.

Le travail agréable, réglé et varié en plein air, offre, d'après notre manière de voir, la plus grande chance de succès pour faire vivre plus long-temps, et enfin guérir un plus grand nombre d'aliénés pris dans certaines catégories.

Notre réponse est donc affirmative contrairement à l'opinion émise par un savant aliéniste, M. le docteur Baillarger, qui croit devoir admettre « qu'on guérit un plus grand nombre d'individus atteints d'aliénation mentale en les tenant renfermés (1) ». Après une pareille assertion, nous sommes heureux que M. le docteur Moreau (de Tours) se montre partisan du système que nous avons cru devoir adopter (2). M. Baillarger, qui a toute notre estime, pourrait bien un jour se trouver en défaut sur un moyen qui a été entrevu en France, mais non encore adopté généralement, et que le temps obligera forcément à mettre en pratique lorsque les statistiques se seront prononcées définitivement. Pinel nous a mis sur la voie du progrès, et c'est un saint devoir de

(1) Discours prononcé à Charenton à l'occasion de l'inauguration de la statue d'Esquirol (1862).

(2) Voir le savant mémoire de M. Moreau (de Tours) publié dans l'*Union médicale* de Paris, janvier 1863. — Voir également la brochure que nous avons publiée sur un projet d'établissement d'une colonie agricole d'aliénés et d'hommes valides, et le mémoire lu au Congrès scientifique de Bordeaux (1861) sur les causes de l'aliénation mentale et sur son traitement.

marcher dans le sens des préceptes qu'il nous a transmis (1).

L'application du travail à la cure de l'aliénation mentale ne peut être jugée en France, et en dernier appel, puisqu'on se trouve dans l'impossibilité de présenter des statistiques comparatives du traitement moral ou physique des enfermés et du traitement par un travail assidu, réglé et varié au grand air, moyen qui sera appliqué plus tard, nous n'en doutons pas, et qui n'est, en réalité, qu'*un traitement physique modifié* éminemment avantageux.

Dans bien des circonstances, un nom autorisé, il faut le dire, ne suffit pas toujours pour résoudre une question délicate et difficile : il faut des faits,

(1) Pinel, en agissant dans le sens de la justice et de la raison, fit tomber, en 1792, les chaînes des aliénés de Bicêtre; puis vinrent après lui Esquirol et Ferrus, qui se montrèrent, dans leur pratique comme dans leurs écrits, de courageux amis du progrès social, progrès qui éclate de nos jours, sans équivoque, comme un point lumineux plein d'espérance en faveur de ces malheureux que jadis l'égoïsme orgueilleux considérait comme immondes. Ces idées malheureuses ne peuvent avoir cours de nos jours, puisqu'on est tenu, en quelque sorte, de n'avoir en vue que de soulager l'infortune, peu importe ses causes, dans ces moments où l'humanité souffrante réclame énergiquement : les témoignages d'affection que l'on donne à ses semblables sont un hommage que l'on rend à Dieu.

et des faits concluants : or, chez la première des nations civilisées, on se trouve en retard et au dépourvu sur une infinité de points : la Belgique, l'Allemagne, l'Angleterre et l'Amérique sont plus avancées qu'on ne l'est en France au point de vue des idées que nous soutenons.

On a fait, disent quelques personnes, à Bicêtre, des essais qui n'ont pas réussi ; et les âmes crédules prennent cela pour un argument sans réplique. Mais le travail était-il organisé d'une manière convenable lorsqu'on envoyait par escouades des fous, souvent opiniâtres, livrés à eux-mêmes, sous la simple surveillance d'un gardien ? Donc, pour juger définitivement cette question du travail appliqué au traitement des aliénés, il est d'une indispensable nécessité d'expérimenter les différents moyens que nous proposons pour pouvoir arriver à de bons résultats : c'est ce qui n'a pas encore été fait en France, nous devons le répéter.

Pour conclure dans cette première proposition, le travail bien organisé peut être d'un grand secours dans la cure des maladies mentales : c'est là l'objet de nos recherches les plus ardentes et les plus empressées.

PROPOSITION II.

La réunion en nombre égal d'aliénés et d'hommes valides travaillant en commun dans une colonie agricole peut-elle exercer une influence favorable sur le moral, la santé générale des aliénés, et donner pour résultat définitif un plus grand nombre de guérisons ?

Quand on entreprend de discuter une question scientifique et humanitaire, la première chose à établir sérieusement, c'est de mettre dans la balance tout ce que les savants les plus compétents et les plus dévoués ont écrit sur la matière, et ce que la pratique offre de contradictoire avec des théories plus ou moins séduisantes ; théories qui malheureusement se trouvent trop fréquemment en désaccord avec l'observation des faits, c'est-à-dire que, en cherchant à se rapprocher de la vérité, on est encore loin de l'avoir trouvée ! La médecine mentale est tout ce qu'il y a de plus délicat dans les connaissances humaines, à cause de cette irrégularité de fonctions intellectuelles qui désespère l'homme le plus pénétrant et le plus infatigable. Par ces motifs, le médecin aliéniste qui se dévoue peut se trouver, dans la généralité des cas, réduit à l'impuissance ; mais, par cela même que les difficultés sont grandes, et que certains problèmes seront long-temps encore difficiles à résoudre, s'ensuit-il nécessairement que certains esprits portés naturellement à faire le bien soient réduits désespérément à l'impuissance dans la question qui s'agite? — Nous ne l'avons jamais pensé.

Dans un travail que nous avons publié en 1862 sur les avantages qu'on peut obtenir d'un système de colonisation mixte bien organisée (1), nous nous sommes montré partisan de ces réformes nouvelles, dont la tendance est de produire une diversion sur l'intellect, les instincts, le moral, les idées affectives, etc., que la monotonie de la séquestration entretient toujours. Nous avons donc cru devoir proposer ces réformes dans un but réel d'amélioration : Dieu veuille qu'elles soient mises à exécution dans l'intérêt de l'humanité souffrante, peu importe la classe de la société où l'état d'aliénation mentale se montre !

En nous remémorant quelques cas particuliers pour venir en aide à un établissement d'une colonie agricole d'aliénés et d'hommes valides dans des champs arides, incultes, qui auraient besoin de la

(1) *Projet d'établissement d'une colonie agricole d'aliénés et d'hommes valides dans les communaux de Bussière-Galand* (*Haute-Vienne*), par J.-B.-P. Brun-Séchaud : Limoges, Chapoulaud frères, 1862.

main de l'homme pour être rendus féconds, nous avons à signaler particulièrement l'exemple frappant d'un lypémaniaque que nous avons soigné pendant plusieurs mois. Cet homme travaillait la terre avec les autres membres de sa famille ; mais, dès qu'il se trouvait contrarié (*surtout par sa femme*), il abandonnait le travail des champs après avoir jeté son instrument aratoire, disait des injures, menaçait de battre, puis prenait la fuite du côté de son habitation, où il s'empressait de chercher à manger.

Cet homme, ayant été occupé un jour par un voisin à faire de petites tranchées dans un pré pour l'écoulement des eaux, ne sut pas enlever avec une pioche le gazon, qui préalablement avait été coupé sur deux lignes par le propriétaire : au lieu d'extraire les mottes de gazon en donnant un coup de pioche *horizontalement*, il le donnait *perpendiculairement*, de manière à enlever une plus grande quantité de terre qu'il ne fallait pour la régularité du travail, et partant laissait, de distance en distance, des cavités irrégulières, qui auraient empêché l'eau de s'écouler librement.

Le propriétaire intelligent qui travaillait avec lui, s'apercevant bientôt de l'absence de jugement de ce pauvre malade, prit sa pioche, et, lui

donnant l'exemple de mieux faire, lui indiqua en
même temps la manière simple et facile d'enlever
le gazon déjà coupé. L'aliéné, plein de recon-
naissance et de dévoûment envers celui qui le
traitait avec douceur et amitié, reprit sa pioche,
et, pendant toute la journée, exécuta régulièrement
le travail qui lui avait été indiqué. Nous aurions
d'autres observations pareilles à faire connaître ;
mais notre devoir est de ne pas abuser de l'attention que le lecteur peut nous accorder. C'est
donc un fait acquis dans notre esprit que, en
faisant travailler un aliéné qui se trouve dans des
conditions de calme, et dont l'appareil musculaire est dans une intégrité parfaite, on produit une
salutaire diversion aux idées qui le poursuivent
sans cesse dans son état maladif, et qu'un homme
intelligent et dévoué qui a su gagner sa confiance
par des moyens de douceur et de persuasion agit
tout à la fois, en le faisant travailler, et sur ses
qualités physiques et sur ses qualilés morales.
C'est donc faire pressentir qu'on peut obtenir un
plus grand nombre de guérisons, ou au moins
prolonger la vie, chez les aliénés dont les facultés intellectuelles ne sont pas complètement
éteintes (1); car, en les faisant travailler par

(1) Les idiots ne sont pas exclus de la loi du travail; et,

exemple deux heures, quatre heures, six heures
par jour, suivant les dispositions de chaque indi-
vidu, on obtient nécessairement un surcroît
d'activité musculaire qui, en procurant un plus
long sommeil, procurerait également plus de
calme dans les nombreuses élaborations de l'organe de l'intelligence et de la pensée. C'est, en un
mot, le meilleur moyen, selon nous, qui puisse
être mis en usage (1).

sans affirmer qu'ils peuvent guérir, nous pouvons déclarer
que le travail bien ordonné ne leur serait pas nuisible, car
il peut rester en eux des forces musculaires qui peuvent
être utilisées. M. Cruveilhier a rapporté, à ce sujet, l'observation d'une idiote dans la viiie livraison de son grand
ouvrage sur l'anatomie pathologique, et, bien que les lobes
antérieurs du cerveau fussent remplacés par de la sérosité
limpide qui se trouvait entre le front et le cerveau, cette
idiote avait prononcé pendant sa vie plusieurs mots bien
nettement articulés, n'offrant aucune symptôme de paralysie pendant plusieurs années de son existence.

(1) Si l'âme est une élaboration du cerveau, comme nous le
pensons, ayant pour nous dans cette opinion l'autorité de
Cabanis, il nous paraît évident que, en faisant subir à l'âme
de l'aliéné des modifications qui changent le cours de ses
idées, ce changement peut lui êrre avantageux dans l'état
anormal où il se trouve: or, sans avoir la prétention, comme
Bacon, de nous ériger en précepteur de l'humanité, nous
avons toutefois la prétention d'ouvrir les yeux aux médecins
aliénistes, malheureusement trop enclins en général à
la routine du *statu quo*, routine funeste aux malades qu'ils
ont à traiter, funeste surtout à la haute considération
qu'ils recherchent trop souvent avec empressement.

PROPOSITION III.

L'état mental morbide est-il susceptible de subir, par un travail corporel agréable, et modéré suivant les cas, des modifications en faveur d'une classe déshéritée de la vie commune ?

Pour nous montrer conséquent avec les principes de réforme que nous avons établis dans d'autres publications sur l'aliénation mentale, nous ne devons pas hésiter un instant à faire connaître toute la portée des idées équitables qui nous animent, et qui tôt ou tard porteront leurs fruits (nous devons au moins l'espérer). C'est à la sagesse du Gouvernement qu'il appartient de continuer à marcher dans la voie du progrès, et de se déclarer envers tous conséquent avec les principes qui l'honorent avec éclat, et dont la postérité saura lui tenir compte....

Si, parmi les variétés nombreuses de la folie, nous choisissons la démence, qui, après l'idiotie, offre peu de chances de guérison, nous trouvons, après inventaire, qu'un dément n'est pas toujours complètement déraisonnable, bien que cette forme de folie soit désespérante pour le malade comme pour le médecin. En effet, si la démence complète est incurable, et entraîne la paralysie générale

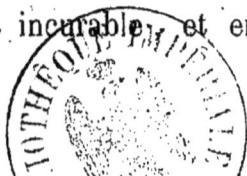

2

dans un grand nombre de cas, il n'est pas logique
de généraliser quelques observations particulières
prises pour type chez des malades qui n'offrent
plus ombre de sens moral, ni vestiges de sensibi-
lité physique, ni traces d'intelligence et de per-
ception. — Ceux-là rentrent naturellement dans la
catégorie des incurables. Or, du moment qu'il se
manifeste quelques éclairs où la raison semble re-
prendre son empire, n'est-il pas convenable, dans
ces moments de calme lucide, d'employer les res-
sources d'une bonne thérapeutique? Le travail,
ainsi que nous l'avons proclamé, nous paraît d'un
grand secours lorsque les caractères instinctifs,
intellectuels et moraux ne sont pas complètement
effacés. Mais malheureusement, dans les établissements publics d'aliénés, on observe, hélas!
trop souvent qu'il se trouve dans ces lieux affectés
aux misères humaines un assez grand nombre
d'individus qu'on relègue dans un coin de ces asiles
afin de n'avoir plus à s'occuper de leur guérison,
dès l'instant qu'on les croit incurables. Cette
situation déplorable est celle du crétin, dont la vie
végétative offre néanmoins un genre d'existence
meilleur que celui de la séquestration.

Quoi qu'il en soit, l'idiotie et la démence
sont les formes les plus graves de l'aliénation
mentale : elles sont complètes ou incomplètes dans

l'un comme dans l'autre cas ; « elles sont le tombeau de la raison », dit M. Félix Voisin. Ces maladies sont rares, et ne s'observent que dans les derniers moments de l'existence, et *l'exercice de quelques derniers pouvoirs primitifs atteste encore une destination supérieure*, dit l'observateur judicieux que nous venons de citer, et qui a toutes nos sympathies.

Ainsi, par une thérapeutique à la fois physique, intellectuelle, morale et sensoriale profondément calculée, on peut utiliser par eux-mêmes les débris de l'intelligence des déments et des idiots, combler les vides de l'âme, ranimer et entretenir chez la plupart d'entre eux des activités vitales toujours prêtes à s'éteindre.

Donc nous devons trouver dans la loi du travail sagement organisée toutes ces conditions, qui sont de la plus haute importance au point de vue des modifications à introduire dans le service des asiles publics d'aliénés, et surtout *créer de nouveaux établissements dans des campagnes incultes*, où l'agriculture trouverait en même temps un avantage qui tournerait au bénéfice de tous, ainsi que nous l'avons établi dans d'autres écrits (1).

(1) Pour agir dans le sens du progrès comme nous le comprenons, et sans exagérer des idées que nous défendons avec un sentiment de profonde conviction, nous croyons

Botex a rapporté (*Essai sur les hallucinations*, 1836) l'observation d'un aliéné qui croyait sa transpiration si fétide que tout le monde s'éloignait de lui. Trolliet, médecin de cet aliéné, le flaira, et, loin de le dissuader, l'engagea à se rendre à la campagne, et à travailler à son jardin, afin de déterminer une transpiration assez forte pour entraîner toute la matière odorante. Le malade suivit ce conseil, et guérit (1).

En dernière analyse, nous n'avons pas besoin

que, en cédant à la bienfaisance hospitalière les établissements d'aliénés qui existent présentement en France, on éviterait par cela même la création de nouveaux hôpitaux, devenus nécessaires par un surcroît de population dans les villes.

Limoges, par exemple, renferme dans ses murs 60,000 habitants : il y a trente ans, le chiffre donné par le recensement était de 25,000 habitants. Les chemins de fer aidant à une progression croissante, il est à présumer que dans trente ans à partir de ce jour elle possèdera plus de 100,000 habitants, parce que la ville de Limoges est centrale et très-commerciale. Or cette ville ne possède qu'un seul hôpital, devenu insuffisant pour recevoir les malades de tout le département, même en payant le séjour lorsque l'admission est demandée par les maires des communes rurales.

(1) Dans ces sortes de cas, nous n'avons qu'une simple observation à faire : c'est de ne pas abuser souvent de la crédulité des aliénés, parce que, lorsqu'ils reconnaissent le subterfuge, le médecin qui les soigne s'expose à perdre leur confiance, et la guérison espérée se fait long-temps attendre.

de chercher à démontrer que, pour les maladies
ordinaires comme pour les maladies mentales, le
séjour à la campagne dans des limites bien déter-
minées présente plus de chances de guérison que
dans les villes, où l'agglomération est une cause
manifeste non-seulement d'insalubrité, mais de
mortalité. Ce que nous avançons a été prouvé
jusqu'à l'évidence dans ces derniers temps devant
les représentants de la science (1), où une logique
entraînante s'est manifestée dans le sens du progrès, dans une discussion qui a duré près de six
mois ; ce qui porte à penser que l'avenir nous
montre un nouvel horizon, une nouvelle auréole
de gloire, par cela même que l'humanité souffrante réclame l'assistance de ses bienfaiteurs
les plus dévoués.

Pour nous résumer dans cette proposition,
l'état mental est susceptible d'être avantageusement
modifié dans l'état actuel des choses, et, en pro-
tégeant les aliénés, on protége également d'autres
classes souffrantes de la société, dont les besoins
sont identiques.

(1) Séances de l'Académie de médecine rélative à l'hygiène
des hôpitaux (1862).

PROPOSITION IV.

Les classes riches, atteintes de folie dans une proportion déterminée par rapport aux autres membres de la société, doivent-elles faire exception à la règle que nous avons établie (loi du travail), ou bien continuer de végéter dans l'indolence, par cela même qu'elles sont entourées de soins affectueux et empressés ?

L'Espagne donne l'exemple des soins affectueux qui sont dus aux détenus pour cause d'aliénation mentale (*los enfermedes*) : or, si chaque médecin aliéniste compulsait dans l'histoire de la folie les faits avérés des premières institutions de l'Espagne, il trouverait que dans ce pays une charité bienveillante l'emporte en réalité sur les autres nations civilisées ; il trouverait encore que cette nation a des droits acquis à une haute estime par sa prévoyance envers l'humanité souffrante. Un exemple suffira pour montrer combien l'Espagne s'est montrée grande, et par conséquent humanitaire, depuis le commencement du xve siècle. On lit au frontispice de l'hôpital de Saragosse (Nuestra-Senora-de-Gracia) : *Domus infirmorum urbis et orbis;* ce qui veut dire en termes naïfs que cet asile est ouvert au malheur de tous, et nous porte à penser qu'en France, où le progrès se manifeste

en tous genres , on se trouve peut-être en retard
par rapport à l'Espagne, qui nous a donné , ainsi
que le dit Pinel , cette impulsion généreuse. Cette
initiative de l'Espagne est donc un engagement
moral envers l'humanité , et il est sans conteste
qu'elle a bien mérité dans le mouvement social qui
s'est opéré depuis cette noble initiative. Nous n'en-
trerons pas dans les détails d'une administration
plus ou moins bonne, plus ou moins régulière :
ces choses sont subordonnées au degré d'instruc-
tion , de savoir ou de savoir-faire, qu'il ne nous
appartient pas de qualifier ; mais l'Espagne, encore
une fois , mérite à tous égards une mention hono-
rable pour les bienfaits dont elle a su se rendre
digne envers les aliénés.

Le comte Bourgoing , voulant s'assurer par lui-
même des résultats que des besoins impérieux
réclament à chaque instant (quel que soit le coin de
terre habité par l'infortune privée de raison), fit
un voyage en Espagne ; il constata que , à l'hôpital de Saragosse et dans d'autres établissements
d'aliénés , la classe riche ou aisée guérissait beau-
coup moins que la classe d'aliénés de conditions
inférieures ; il remarqua en outre que les soins
empressés et affectueux de la première catégorie
étaient plus souvent nuisibles qu'utiles. Or, selon
nous , c'est une routine de la vieille société de

croire qu'envers des fous il convient, de toute
nécessité, de redoubler d'attentions minutieuses ,
obséquieuses et *souvent affectées* pour les ramener
au bon sens !

En rappelant, avec l'émotion que donne le
malheur, les souvenirs de famille , l'orgueil *fatalement outragé ou déçu*, la fortune perdue ou en
désastre, la monomanie religieuse , etc., toutes les
péripéties enfin qui ne doivent servir qu'à entretenir un mal enraciné , on aboutit à des résultats
opposés à ceux qu'on attendait. Un exemple seul
suffira pour faire comprendre la haute portée de ce
raisonnement ; le voici en peu de mots. Une ma-
niaque qui se plaisait à chiffonner, dans des accès
qui n'offraient rien d'inquiétant, fut envoyée dans
une maison de santé à Paris. Sa position de fortune était satisfaisante , et, tout en étant l'objet de
soins empressés, elle recevait un traitement convenable, qui devait lui permettre de s'en retourner
guérie dans son pays. Il n'en fut rien. Son mari
alla la réclamer après huit ou dix mois de séjour,
sans qu'elle eut obtenu d'amélioration dans son
état. Il lui proposa , pour la ramener dans
son pays, de prendre le chemin de fer : la malade ne voulut pas accepter sa proposition.
Alors le mari lui signifia que, en refusant cette
voie de transport, il serait forcé de la laisser dans

l'établissement où elle se trouvait. Mais, comme l'ennui s'était emparé d'elle, elle se décida à le suivre.

Donc, dans tous les cas d'aliénation mentale, il faut avoir un gant de velours en même temps qu'un gant de fer, et le talent est de savoir agir à propos dans tous les cas avérés d'aliénation mentale. Donc, encore une fois, dans la majorité des cas, un changement d'habitudes, de perceptions fâcheuses, etc., passées à l'état chronique peuvent être d'un grand secours dans le petit nombre de guérisons qu'on obtient (1).

Le fait que nous venons de citer est un exemple frappant de l'homme, qui tend, d'après la loi naturelle, à vivre en liberté, qu'il soit sain d'esprit ou qu'il ne le soit pas.

Mais le point essentiel qui doit positivement fixer l'attention des psychologistes modernes est de savoir, dans des cas déterminés, si le travail

(1) Le travail réglé et modéré sans distinction de classes doit être également appliqué, mais avec des variantes. Les parents qui craignent ce prétendu abaissement par rapport au degré social qui constitue la manière d'être de chacun se trouveraient heureux de voir rentrer dans leurs familles les membres qui auraient recouvré la raison. Il n'y a aujourd'hui que des gens faibles d'esprit, imbus de préjugés, orgueilleux à outrance, qui trouvent que le travail déshonore, comme on le croyait dans l'ancien temps.

corporel modéré et varié en pleins champs est préférable aux autres moyens curatifs qu'on emploie vulgairement. Dans notre pensée, c'est l'âme de la haute question que nous agitons, question palpitante d'intérêt, et qui, lorsque d'autres l'auront bien étudiée, sera résolue dans le sens des idées que nous professons : c'est ce que nous avons toujours pensé sans présomption aucune.

Le travail doit donc être considéré comme l'élément le plus puissant de la cure de l'aliénation mentale, et, pour ne pas se faire illusion sur les différents moyens mis en usage, moyens qui décèlent une impuissance marquée des tentatives assez infructueuses qui ont été faites jusqu'à ce jour, notre devoir est de déclarer et même d'affirmer que le travail bien organisé offre dans tout état de cause les plus grandes chances de guérison de ces maladies de l'âme dont on désespère dans la majorité des cas : Ghéel dans la Campine, l'établissement de MM. Labite à Fitz-James, nous offrent des exemples de guérisons obtenues par le travail, ou au moins une amélioration marquée dans l'état mental de certains aliénés.

Mais, si le système de traitement dont nous avons entretenu le lecteur (colonie agricole d'aliénés et d'hommes valides travaillant en commun) était mis en pratique, nous avons la conviction

qu'on obtiendrait un plus grand nombre de guérisons que par les autres agents thérapeutiques :
c'est au Gouvernement à aviser sur ce fait capital,
que nous avons cru devoir livrer à la publicité,
fait qui renferme tous les éléments de la plus saine
doctrine des réformés que nous proposons (1).

(1) Des détails historiques étendus conviendraient parfai-
tement au sujet que nous traitons; mais ils nous entraî-
neraient trop loin, et, au lieu d'une simple et modeste
brochure, il nous faudrait écrire des volumes, ce que nous
n'avons pas l'intention de faire; mais il convient néanmoins, tout en abrégeant autant que possible, de n'être pas
au-dessous d'un sujet qui renferme en lui-même un des
points les plus délicats de la grande question qui s'agite à
notre époque : or, pour arriver à une solution de ce grand
problème, il faut nécessairement de nouvelles études, et les
auteurs qui nous ont précédé sont un type d'enseignement
afin de guider plus sûrement nos pas.

PROPOSITION V.

Les palais d'aliénés qu'on a construits ou qu'on est à même de construire offrent-ils des conditions rationnelles, justes, dans le but d'obtenir un plus grand nombre de guérisons chez les personnes atteintes de troubles intellectuels morbides ?

Si on construit des palais affectés aux aliénés de toutes les classes ; si on contruit ces palais, ainsi que le dit un journal, pour faire une rude concurrence aux maisons de santé spéciales, oh ! alors on pourrait supposer, ce qui est loin de notre pensée, que la question de spéculation et de luxe l'emporterait sur la question d'humanité ; ce qui n'est pas admissible.

Dans cet état de choses, il faut en convenir, tous les yeux sont frappés agréablement à la vue d'un bel établissement à formes architecturales grandioses et gigantesques ; à la vue de la bonne distribution des salles, de l'aménagement, qui ne laissent rien à désirer, etc. C'est le progrès de nos temps modernes, dit-on, et nous sommes loin de le contester en fait d'architecture : les esprits faciles et bénévoles se laissent facilement entraîner à ce genre de séduction facinateur, qui rend l'âme contente, comme tout ce qui est beau et grand dans la nature ; mais, quand on réfléchit sérieusement sur le but qu'on doit chercher à atteindre dans l'intérêt des classes les plus éprouvées et les plus à plaindre de la société, on s'aperçoit bientôt avec douleur que le monument hospitalier qui a flatté d'abord la vue n'a plus d'attraits après qu'on a franchi son enceinte; que ce monument n'est qu'une simple illusion si le cœur n'est pas insensible au malheur.

Entretenir le luxe dans ces asiles affectés à l'infortune c'est évidemment entretenir dans un certain rang de la société les besoins factices et non satisfaits qui ont été souvent la cause (y compris les émotions fortes qui ont ébranlé le système nerveux) des perversions intellectuelles que certaines craintes, certains préjugés (les vanités comprises) ont jetées fatalement dans cette confusion d'idées; ce qui fait qu'une foule d'individus n'offrent plus ombre de dignité humaine, bien qu'ils appartiennent à la classe la plus élevée. C'est donc la classe riche ou aisée, nous devons le reconnaître, qui est la plus maltraitée, et cela dans une proportion clairement démontrée par les observations judicieuses de Bourgoing.

Quant aux individus assujettis à la loi du travail dès leur enfance, ils se trouvent proportionnellement moins nombreux dans les cas de folie, nous le répétons, que les gens riches, dont le système nerveux, très-irritable, se trouve en quelque sorte dans des conditions opposées ; ce qui veut dire que, en entretenant chez les aliénés riches des idées de grandeur et de luxe, on nuit à leur guérison.

L'homme du peuple a sans doute des goûts matérialistes aussi prononcés que l'homme du monde qui peut se procurer le confortable et les doux loisirs ; mais l'homme du peuple est forcé, en quelque sorte, par la nature de ses occupations à se conserver une existence végétative et assez monotone ; ce qui nous porte à penser que l'organe des volitions et des sensations se trouve moins ébranlé. Le cerveau, disons-le tout de suite, est en général plus apathique, c'est un fait généralement connu, et les facultés intellectuelles qui en émanent, plus obtuses. C'est donc par le raffinement d'un genre d'existence plus exquis, plus délicat, qu'on peut établir une différence marquée entre les classes, et que, dans l'un comme dans l'autre cas, il y a une nouvelle étude à faire. M. Girard de Cailleux ne craint pas d'émettre cette opinion plus ou moins contestable (note communiquée à l'Académie impériale de Médecine, 1863) « que la Providence a établi une sorte de compensation entre la richesse et la pauvreté.... ». Cette dernière opinion n'est que la conséquence du jugement porté par Bourgoing, dont l'autorité doit être respectée et servir de modèle. Mais, dans tous les cas, ne doit-on pas tenir compte des prédispositions de l'hérédité? Les causes occasionnelles ne faisant pas défaut, il en résulte que la classe riche, plus impressionnable, se trouve plus fréquemment atteinte que la classe pauvre, par cette raison que, celle-ci étant moins fortement en possession de la vie, les réactions languissent dans la majorité des cas, où l'activité, la chaleur vitale, se trouvent diminuées : ce manque d'énergie doit donc être pris en considération par rapport aux causes de l'aliénation mentale et à leur degré de fréquence (1).

PROPOSITION VI.

Le changement de mœurs et d'habitudes procuré par la grande loi du travail, sans distinction de classes, peut-il aider à la solution du problème que depuis long-temps on cherche à résoudre en faveur des aliénés riches et pauvres?

Cette dernière proposition, qui se lie aux précédentes, nous oblige à signaler de nouveau les points essentiels entrevus par les patriarches de la médecine mentale, qui malheureusement n'ont pas encore été mises à exécution en France. En accep-

(1) Voir notre *Mémoire sur les causes de l'aliénation mentale*, lu au Congrès scientifique de France, tenu, à Bordeaux, en septembre 1861.

tant comme précepteurs éminents Pinel, Esquirol et Ferrus, nous devons déclarer qu'ils nous ont servi de modèles dans la marche que nous avons dû suivre pour arriver à une étape salutaire. Si les auteurs que nous venons de citer ont posé des jalons dans le sens des réformes sociales progressives, c'est à la postérité *à ne pas faillir en les oubliant comme point de départ :* voilà nos réflexions. Maintenant qu'on est obligé, en quelque sorte, de suivre, en dehors des coteries et des préjugés, les principes qu'ils nous ont transmis, on ne doit pas trouver mauvais que nous cherchions à ne pas laisser éteindre le flambeau de la raison et de la justice !

Dans le monde, on croit généralement que ce n'est rien ou presque rien d'avoir à s'occuper des fous, de leur hygiène et de leur guérison ; on croit leur avoir rendu un grand service, ainsi qu'à la société, qui les observe, en les renfermant dans des prisons où ils doivent presque toujours finir une triste existence : c'est toujours la routine, à part la suppression des chaînes, que la civilisation de notre époque doit avoir en horreur!... Cet *in pace* de l'ancien temps doit donc être rayé de nos mœurs et de nos habitudes; car il est dérisoire, il est humiliant envers les malades qui n'ont pas entièrement perdu la raison ; il est outrageant

surtout envers ceux qui tendent sans cesse à faire
le bien, et qui le veulent sincèrement, quelles que
soient les conditions sociales où l'état maladif est
mis en cause, qui le veulent *parce qu'ils sont
humains !...*

Ces principes de philosophie pratique basés sur
l'ordre naturel des choses, mais trop souvent
oubliés ou négligés par une paresse de l'âme, un
étroit égoïsme, et enfin par une indifférence cou-
pable envers ceux qui souffrent; ces principes,
disons-nous, en vue de l'infortune, apporteront
tôt ou tard un changement favorable dans l'état
moral d'hommes qui ne désirent que leur guérison;
et, lorsqu'on aura ouvert les yeux sur les réformes
qui sont à introduire au sein de notre milieu
social, on sera convaincu que nous agissons dans
l'intérêt général. « On laisse se développer chez
les jeunes gens, dit Ferrus, les idées les plus
fausses sur le monde et la manière de s'y conduire,
les idées les plus déraisonnables d'indépendance et
de bonheur; et, lorsque plus tard les obstacles et
les déceptions viennent leur ouvrir les yeux, ils sont
trop faibles pour supporter la perte de leurs illu-
sions, et deviennent aliénés (1). » Nous aurions à

(1) « Les hommes, dit encore Zimmermann (*Traité de l'ex-
périence*, T. III, p. 76), deviennent fous par orgueil; les
femmes, par jalousie, et les filles, par amour. »

citer des exemples de malades adolescents qui s'étaient habitués par le contact à des idées orgueilleuses, qui leur sont devenues funestes ; mais ces citations nous prendraient du temps, et nous amèneraient trop loin.

On trouve dans les livres qui ont été écrits sur l'aliénation mentale l'histoire d'un grand nombre d'individus qui ont recouvré la raison, soit en totalité, soit en partie, après de longs voyages, après avoir changé complètemeut leur genre d'existence, après s'être livrés à certains travaux corporels ou physiques, et enfin après avoir subi une certaine influence morale en se trouvant détournés des idées qui entretenaient leur état de folie ; ce qui permet d'établir qu'une vie monotone, indifférente, empreinte de tout ce que la dégradation humaine a de plus affreux, est contraire aux guérisons qu'on cherche à obtenir. Or le travail ménagé, dans des champs où la nature, bien que sauvage, se montre néanmoins dans toute sa splendeur, offre à la plus grande majorité des aliénés des chances réelles de guérison ; et Trolliet trouve, comme nous, dans le travail des champs un nouvel argument en faveur des aliénés, afin, dit-il, *de varier leurs sensations, et combattre leurs préoccupations délirantes.*

Pour arriver à de bons résultats dans un établissement public d'aliénés, où le personnel se trouve nombreux, eu égard à l'importance de l'établissement, il faut un directeur-médecin actif, plein de dévoûment envers des hommes que la raison a abandonnés en totalité ou en partie, mais qui, par rapport à leur faiblesse d'intelligence, se trouvent dans la nécessité d'être dirigés d'après les principes que nous avons fait connaître.

Mais, si le chef de la colonie manque de courage, de suite et de pénétration d'esprit pour aplanir les difficultés qui surgissent à chaque instant, apaiser parfois les orages de l'intelligence en désordre, il doit confier cette tâche pleine d'amertume et de dangers à d'autres plus actifs, qui ne se rebuteront pas s'ils ont réellement l'intention de se rendre utiles en avançant dans la voie du progrès, c'est-à-dire en cherchant à faire mieux que par le passé....

Pour revenir sur le fond du sujet qui nous intéresse vivement, nous citerons un passage de l'ouvrage de M. le docteur Desmaisons, directeur-médecin d'une maison d'aliénés à Bordeaux, sur les asiles qui existent en Espagne. Notre savant confrère a écrit en touriste, et son style, élégant, pittoresque et impartial, a vivement frappé notre imagination! Nous devons le remercier de ses recherches et des judicieuses appréciations sur les

établissements d'aliénés dans ce pays. M. Desmaisons est un homme de progrès, et a droit par
cela même à notre estime et à notre reconnais-
sance. Voici ce passage intéressant et curieux :

« Le nuncio de Tolède devint fou en 1557, dit
M. Desmaisons, pour avoir lu des romans de
chevalerie qui avaient fortement ébranlé son cerveau, et Avellana met dans la bouche d'un
assistant ce discours, traduit par M. Desmaisons :

« Seigneur Martin Quichada, Votre Grâce est
» dans un lieu où on s'occupera de sa santé et de sa
» personne avec tous les soins et tous les égards
» possibles. Elle saura qu'on amène chaque jour
» dans cette maison des gens de bien comme elle,
» qui sont malades de sa maladie, et Dieu permet
» qu'en peu de jours ils soient guéris, et qu'ils
» puissent sortir d'ici après avoir recouvré la raison,
» qui leur manquait en arrivant, J'espère qu'il en
» sera de même de Votre Grâce ; qu'elle reviendra
» à elle, et qu'elle oubliera la lecture et les
» chimères des mauvais livres de chevalerie qui
» l'ont réduite à une aussi triste extrémité. Qu'elle
» songe à son âme, et qu'elle reconnaisse la faveur
» que Dieu lui a faite en ne permettant pas qu'elle
» mourût sur le grand chemin, dans des circon-
» stances désastreuses, où ses folies l'ont placée
» tant de fois ! »

Cette citation vient confirmer l'opinion que nous avons émise dans notre deuxième mémoire, publié en 1862, sur les moyens à employer dans la cure de l'aliénation mentale. Nous avons avancé ce fait qu'une concentration d'esprit ou que des idées élaborées forcément par l'organe des conceptions et des volitions font subir une influence fâcheuse à l'âme par des répétitions fréquentes, qui absorbent tous les mouvements vitaux de l'organe encéphalique, et qui donnent à celui-ci un cachet d'originalité. Si les désordres intellectuels éclatent d'une manière absolue, et que, à part les intermittences qui peuvent survenir, l'absence de raison se renouvelle fréquemment, il faut aviser à d'autres moyens que ceux d'occuper les aliénés par des lectures, des discours préparés, etc., qui ne sont que nuisibles dans presque toutes les circonstances. La musique toutefois, dans des cas déterminés, pourrait n'être pas sans influence salutaire; mais c'est une question délicate, qui est encore à étudier.

Quichada était donc un fou, par la raison que son cerveau avait été vivement ébranlé par les lectures dont nous avons entretenu le lecteur. Il aurait pu guérir en se détournant des impressions fâcheuses qui avaient nécessité sa séquestration à l'hôpital de Tolède. En faisant travailler Sa Grandeur dans les champs, travail agréable, facile et limité ; en la détournant constamment de ces idées exagérées et ridicules dont Cervantes nous a fait la peinture dans *Don Quichotte*, ne serait-on pas arrivé à un résultat qui eût été bien meilleur si ce personnage intéressant n'eut plus été sans cesse absorbé par les impressions vives dont l'organe de la pensée est en général, dans les cas de folie, le point de départ?

Pour conclure par rapport à l'Espagne, la France, dans les premiers temps surtout, s'est montrée retardataire à la réalisation et à la vulgarisation des idées que nous avons fait connaître ; non qu'en France on soit indifférent aux sentiments élevés de la grandeur humaine, nous le reconnaissons ; — mais la question d'argent arrête trop souvent de généreux sentiments!...

Nous avons près de nous la Belgique, où nous voyons la loi du travail sagement appliquée. Ghéel, dans la Campine, offre un exemple frappant pour tous les observateurs : on y fait travailler les hôtes de l'établissement ; mais on va plus loin encore : on confie à de petits propriétaires, à des métayers qui avoisinent cet établissement, des aliénés en position de pouvoir travailler, et les statistiques de Ghéel nous prouvent qu'on obtient par le travail un plus grand nombre de guérisons que par la séquestration, bien que M. Baillarger soit d'une opinion contraire, ainsi que nous l'avons dit en commençant.

En résumé, le but de ce travail est facile à comprendre ; car, dans nos diverses appréciations, nous n'avons voulu qu'une chose, mais qui est essentielle : c'est de donner, par un travail actif, modéré et agréable, plus d'ampleur à notre système de colonisation, qui triomphera tôt ou tard, nous devons du moins l'espérer, puis faire bénéficier, dans un projet conforme à la raison, l'agriculture, qui serait mise en honneur dans des champs arides. C'est donc cette double pensée qui nous a dirigé dans les différents travaux que nous avons livrés à la publicité. Présentement nous n'avons qu'à émettre des vœux en faveur de changements utiles et salutaires ; car le progrès comme nous le comprenons n'est autre chose que la loi divine mise en cause pour améliorer le sort de l'homme et perfectionner enfin son état social, et nous devons ajouter que l'état maladif, quel qu'il soit, doit être mis en première ligne pour réaliser les bienfaits que nous devons espérer de l'avenir !!!

Dʳ B. = Séchaud.

1ᵉʳ mai 1863.

LISTE

DES TITRES SCIENTIFIQUES

DE L'AUTEUR.

1° Élève interne de l'hôpital civil et militaire de Limoges.

2° Prosecteur du docteur Tuilier, professeur d'anatomie au même hôpital (1826-27).

3° Bachelier ès-lettres de l'Académie de Limoges (1827).

4° Bachelier ès-sciences de la Faculté des Sciences de Paris (1828).

5° Docteur en médecine de la Faculté de Médecine de Paris (1831).

6° Thèse inaugurale, soutenue, le 13 mai 1831, devant les examinateurs de la Faculté de Médecine de Paris, intitulée : *Propositions physiques, anatomiques et physiologiques sur le mécanisme de la voix dans le chant de l'homme et des oiseaux.*

7° Deux lettres scientifiques étendues, adressées à M. Colombat (de l'Isère), relatives à des questions de priorité sur les usages des organes de l'appareil vocal : insertion dans *la Gazette des Hôpitaux*, feuille supplémentaire (1838-39).

8° Un mémoire lu à l'Académie de Médecine sur les fractures du crâne. Commissaires : MM. Velpeau, Blandin, et Auguste Bérard, rapporteur. — Rapport favorable (1839).

9° Deux mémoires sur le mécanisme de la voix pendant le chant, lus à l'Académie des Sciences. Commissaires : MM. Gay – Lussac, de Blainville, et Magendie, rapporteur (1840).

10° *Mémoire sur l'émétique à haute dose dans le croup.* Commissaire : Gauthier de Claubry. — Rapport favorable (1841).

11° *Statistique sur les fièvres intermittentes qui règnent endémiquement dans le département de la Haute-Vienne,* mémoire lu à l'Académie de Médecine. Commissaires : MM. Villermé, Espiaud, et Bricheteau, rapporteur. — Rapport favorable (1840).

12° *Deuxième mémoire sur les fièvres intermittentes,* présenté à l'Académie de Médecine. Même commission (1842).

13° *Mémoire sur la vaccine et observations particulières, relatées dans le rapport de l'Académie de Médecine au ministre de l'intérieur* (1845).

14° Médaille d'honneur en argent (vaccine) accordée par l'Académie de Médecine (millésime de 1843).

15° Médecin-vaccinateur et inspecteur des enfants illégitimes.

16° *Mémoire sur la météorologie*, inséré dans un journal scientifique (1839).

17° Sept brochures sur l'assistance publique, ayant pour titre : *Parti à prendre sur la question des enfants trouvés* (1845 à 1851).

18° *De l'influence de l'éther sur l'organisme* (1847).

19° *Mémoire sur les fractures de la base du crâne*, lu à l'Académie de Médecine. Commissaires : MM. Laugier et Robert (1852).

20° *Mémoire sur la régénération des os*, présenté par M. Larrey à l'Académie de Médecine. Commissaires : MM. Nélaton et Bouvier (1858).

21° *Mémoire sur la hernie étranglée guérie sans opération;* travail lu au Congrès scientifique de France, tenu à Limoges en septembre 1859, inséré dans les deux volumes qui ont été publiés en 1860.

22° *Mémoire sur l'évidement des os* (7ᵉ question du programme) : ce travail a été inséré dans le second volume du Congrès scientifique, en 1860.

23° *Note sur les fièvres intermittentes*, publiée dans les comptes-rendus du premier volume du Congrès (1860).

24° Instrument de son invention, propre à faciliter la suture dans les solutions de continuité profondes, présenté au Congrès scientifique de Limoges, et dont il a été fait mention dans les comptes-rendus (1860).

25° *Des intérêts moraux et matériels de la profession médicale*, brochure in-8 (1859).

26° *Études complémentaires relatives aux intérêts mo-*

raux et matériels de la profession médicale, brochure
in-8 (1860).

27° *De l'aliénation mentale au point de vue de ses causes,
et des moyens à employer dans son traitement* (sixième
question du programme du Congrès scientifique de
Bordeaux, 3ᵉ section); mémoire lu le 20 septembre
1861.

28° *De l'influence de l'alcool sur l'homme* (onzième
question du programme des Sciences médicales); note
lue au Congrès de Bordeaux en septembre 1861.

29° *Projet d'établissement d'une colonie agricole d'aliénés
et d'hommes valides dans les communaux de Bussière-
Galand, département de la Haute-Vienne,* brochure in-8
(1862).

30 · *Observations sur le suicide : ses rapports avec l'aliénation mentale* (1862).

31° *Troisième mémoire sur la régénération des os,*
présenté à la Société de chirurgie de Paris. Commissaire : M. le docteur baron Larrey, président de
l'Académie impériale de médecine (1863).

32° *Études microscopiques de l'oïdium,* mémoire inédit
(1863).

33° *Des angusties artérielles produites par des lésions
traumatiques graves ;* — note présentée à l'Académie
impériale de médecine (janvier 1863). Commissaire :
M. Huguier.

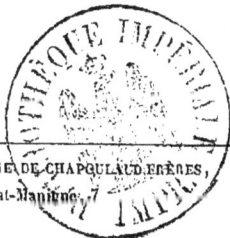

LIMOGES. — IMPRIMERIE DE CHAPOULAUD FRÈRES,
Rue Montant-Manigne, 7